RAPPORT

SUR UN PROJET DE CRÉATION

D'UN

SERVICE DÉPARTEMENTAL DE DÉSINFECTION

Par M. le Docteur CALMETTE.

LILLE

IMPRIMERIE L. DANEL.

1897.

RAPPORT

SUR UN PROJET DE CRÉATION

D'UN

SERVICE DÉPARTEMENTAL DE DÉSINFECTION

Par M. le Docteur CALMETTE.

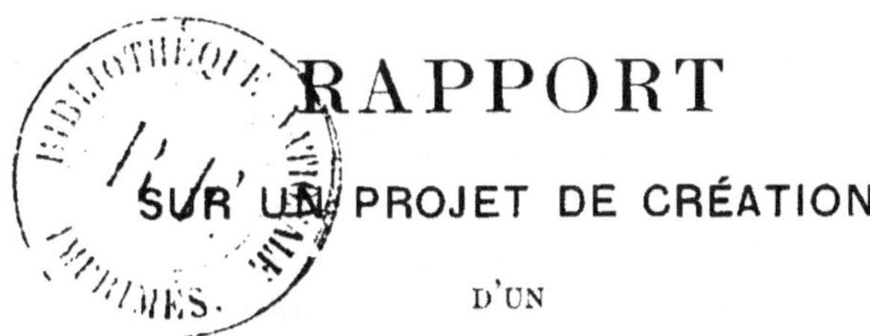

MESSIEURS,

Dans la séance du 3 mai dernier, le Conseil d'hygiène et de salubrité m'a chargé de préparer un projet relatif à l'organisation d'un service départemental de désinfection.

La création de ce service répond à un desideratum exprimé par le Conseil général. Elle répond aussi à un besoin très réel et très urgent de nos populations du Nord, qui veulent être protégées d'une manière aussi efficace que possible contre les maladies épidémiques dont la dissémination est favorisée par la situation géographique du département et par la multitude de ses agglomérations ouvrières.

Le rapport que j'ai l'honneur de vous soumettre renferme l'exposé de mes vues personnelles sur les conditions que devrait remplir le nouveau service. Il est désirable que chacun de vous veuille bien discuter et critiquer mes propositions. J'établirai ensuite, si vous le jugez utile, un projet définitif, qui pourrait être présenté au Conseil général à la session du mois d'août prochain.

Le service départemental de désinfection devrait, à mon avis, être rattaché administrativement au service des épidémies et à celui de l'assistance médicale gratuite. Son personnel et son matériel doivent être facilement mobilisables : Il faut qu'ils puissent se transporter immédiatement, sur l'ordre du Préfet, en n'importe quelle localité du département où une épidémie viendrait à être signalée.

Pour que son fonctionnement soit utile et efficace, il faut qu'un chef unique en assume la responsabilité. Il me paraît nécessaire que le médecin des épidémies de l'arrondissement chef-lieu soit investi de la direction complète du service sanitaire départemental. Il faut qu'il ait sous ses ordres, au point de vue technique, les médecins des épidémies d'arrondissements et le service départemental de désinfection. Lui seul doit avoir qualité pour recevoir de la Préfecture les rapports sanitaires, et pour apprécier les cas où les étuves et autres appareils de désinfection doivent être dirigés sur tel ou tel point du territoire départemental.

J'estime, en outre, qu'en raison de la multiplicité des déplacements auxquels le médecin sanitaire départemental se trouverait astreint, déplacements qui, par leur fréquence, l'obligeraient à se tenir trop souvent éloigné du chef-lieu, il serait nécessaire de lui donner un adjoint, dont la principale fonction consisterait à diriger le service de désinfection. Le collaborateur tout désigné du médecin sanitaire départemental me paraît devoir être M. l'Inspecteur départemental de la salubrité. La compétence spéciale de ce fonctionnaire pourrait être mise à profit au mieux des intérêts du département et on éviterait ainsi de créer de nouveaux emplois qui grèveraient lourdement le budget sans profit réel pour la santé publique.

Il appartiendrait à l'Inspecteur départemental de la salubrité de contrôler constamment avec toute la rigueur et la précision des méthodes scientifiques modernes, le fonctionnement des appareils et les résultats des opérations effectuées.

Si l'on se contentait d'envoyer dans une localité contaminée une équipe de désinfecteurs sans chef responsable et sans contrôle, on ne saurait attendre aucun effet utile de l'organisation du nouveau service. Le mode de désinfection des locaux et des objets suspects change avec chacun des agents infectieux; l'appréciation de la ligne de conduite à suivre ne peut pas être abandonnée à une personne étrangère à la science médicale.

La principale difficulté qu'il s'agit de résoudre consiste dans le choix et l'utilisation pratique, en dehors des périodes d'épidémies, comme pendant ces périodes, du personnel subalterne chargé d'opérer les désinfections.

On peut envisager la solution de cette question de deux manières :

1° Ou bien faire appel, dans chaque arrondissement, au personnel des hôpitaux et hospices, dont une fraction serait détachée, sur l'ordre de l'administration préfectorale, suivant les besoins du service des épidémies ;

2° Ou bien, entretenir au chef-lieu une équipe de désinfecteurs bien dressés, mobilisables au premier signal.

Si l'on adopte la première proposition, il est certain que le personnel subalterne, composé de désinfecteurs occasionnels, manquera de compétence et d'homogénéité.

D'autre part, le département se trouverait obligé de subventionner chacun des hôpitaux d'arrondissement et d'y entretenir les quelques infirmiers supplémentaires qu'il se réserverait de requérir suivant les besoins.

Je crois préférable, même au point de vue économique, de choisir le second système. Une équipe de désinfecteurs résidant normalement au chef-lieu et connaissant parfaitement la manœuvre des appareils de désinfection, ne coûterait pas très cher au budget et permettrait d'organiser dans des conditions parfaites le nouveau service.

Il suffirait que cette équipe de désinfecteurs mobilisables se composât d'un mécanicien et de quatre hommes bien familiarisés avec les appareils et avec les divers procédés de désinfection. En temps normal, ce personnel pourrait être attaché soit au service des hôpitaux à Lille, soit à l'Institut Pasteur, où il serait facile de l'exercer et de le tenir en haleine.

Je serais tout disposé, si l'administration préfectorale m'en exprimait le désir, à mettre dans les nouveaux bâtiments de l'Institut, qui seront suffisamment vastes, au boulevard Louis XIV, un local à la disposition de l'Inspecteur de la salubrité.

Ce local pourrait être affecté exclusivement au service départemental des épidémies et de désinfection. M. l'Inspecteur de la salubrité, tout en restant, bien entendu, parfaitement indépendant de l'Institut Pasteur, pourrait y effectuer toutes les analyses chimiques ou bactériologiques utiles pour éclairer les délibérations du Conseil. Le personnel subalterne du service de désinfection y resterait à ses ordres et lorsqu'il ne lui serait pas utile, concourrait aux service de l'Institut.

Les appareils à désinfection et les machines trouveraient facilement un abri dans les terrains dépendant de l'Institut; il suffirait de leur construire un hangar spécial et l'équipe en assurerait d'une façon permanente l'entretien et le bon fonctionnement.

Il y aurait donc lieu, à mon avis, d'organiser le service départemental de désinfection sur les bases suivantes :

A. — En ce qui concerne le personnel :

1° Le médecin des épidémies de l'arrondissement chef-lieu

recevrait la direction du service sanitaire départemental, qui comprendrait à la fois le service des épidémies et le service de désinfection ; les médecins des épidémies d'arrondissements seraient placés sous ses ordres ;

2° L'Inspecteur départemental de la salubrité recevrait la charge de la surveillance et du contrôle du service départemental de désinfection.

Un laboratoire spécial d'analyses et de recherches serait mis à sa disposition par l'Institut Pasteur ;

3° Il formerait et aurait sous ses ordres une équipe de désinfecteurs, composée d'un mécanicien et de quatre hommes. Cette équipe mobilisable au premier signal, se transporterait suivant les besoins, avec son matériel, dans les localités désignées par le médecin départemental des épidémies. En temps normal, l'équipe serait attachée à l'Institut Pasteur, s'y exercerait et entretiendrait son matériel en bon état.

B. — En ce qui concerne le matériel, le service départemental de désinfection comprendrait :

1° Une étuve locomobile à circulation de vapeur, du type *Vaillard et Besson*, qui est beaucoup plus simple et plus économique que les anciennes étuves de Geneste et Herscher ;

2° D'un autoclave à formochlorol, système Trillat ;

3° D'un pulvérisateur à sublimé ;

4° De seaux, brosses et ustensiles divers pour le lavage des planchers et des murs au chlorure de chaux ou au sublimé.

L'appréciation des dépenses qui incomberaient au budget départemental, pour assurer le fonctionnement de ce service, peut être calculée ainsi qu'il suit :

1° *Frais de premier établissement :*

Achat de l'étuve, de l'autoclave et autres appareils..   6.000 fr.
Construction d'un hangar et aménagement d'un laboratoire spécial pour l'Inspecteur de la salubrité...   10.000 »

2° *Dépenses annuelles de fonctionnement et d'entretien :*

Traitement d'un mécanicien......................	2.000 »
— de quatre désinfecteurs à 1.800 fr. l'un...	7.200 »
Frais de déplacements......	1.200 »
Achat de produits chimiques, combustibles, etc....	2.600 »
Allocation au médecin départemental des épidémies et à l'Inspecteur de la salubrité.................	à fixer.

Une dépense totale de 16.000 francs serait donc nécessaire pour les frais de premier établissement et par la suite, le fonctionnement du service, en dehors des traitements du personnel dirigeant, entraînerait une dépense annuelle de 13.000 fr. au maximum.

Nous pouvons maintenant nous demander, s'il serait possible de combiner d'autres systèmes d'organisation. Je n'en vois qu'un seul auquel on puisse raisonnablement songer : il consiste à doter chaque chef-lieu d'arrondissement d'une étuve locomobile et d'un autoclave à formochlorol, qui seraient confiés à un établissement hospitalier, à charge par celui-ci de fournir au service des épidémies un personnel mobilisable et capable de les faire fonctionner.

Cette solution serait assurément bonne en ce sens qu'elle présenterait l'avantage de multiplier les centres de désinfection et, par suite, de rendre les opérations plus rapides et plus faciles. Je ne crois pas cependant qu'elle doive être préférée, d'abord parce qu'elle serait beaucoup plus coûteuse et ensuite parce que les désinfections ne seraient jamais faites d'une façon rigoureusement scientifique avec un personnel non spécialisé.

Du reste, si le service centralisé au chef-lieu, tel que je le préconise, donne de bons résultats et si la situation financière du département le permet, rien ne s'oppose à ce que, par la suite, on crée d'autres centres semblables dans les chefs-lieux d'arrondissement les plus éloignés ou les plus peuplés.

Si vous pensez, Messieurs, que la combinaison que j'ai l'honneur de vous proposer, soit préférable et qu'elle rallie vos suffrages, je préparerai, comme suite au présent rapport, un projet définitif, qui serait soumis prochainement à votre approbation.

14 juin 1897.

Dr CALMETTE.

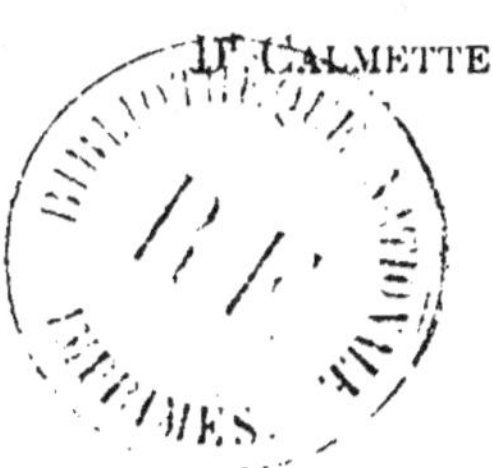

Lille Imp. L. Danel.

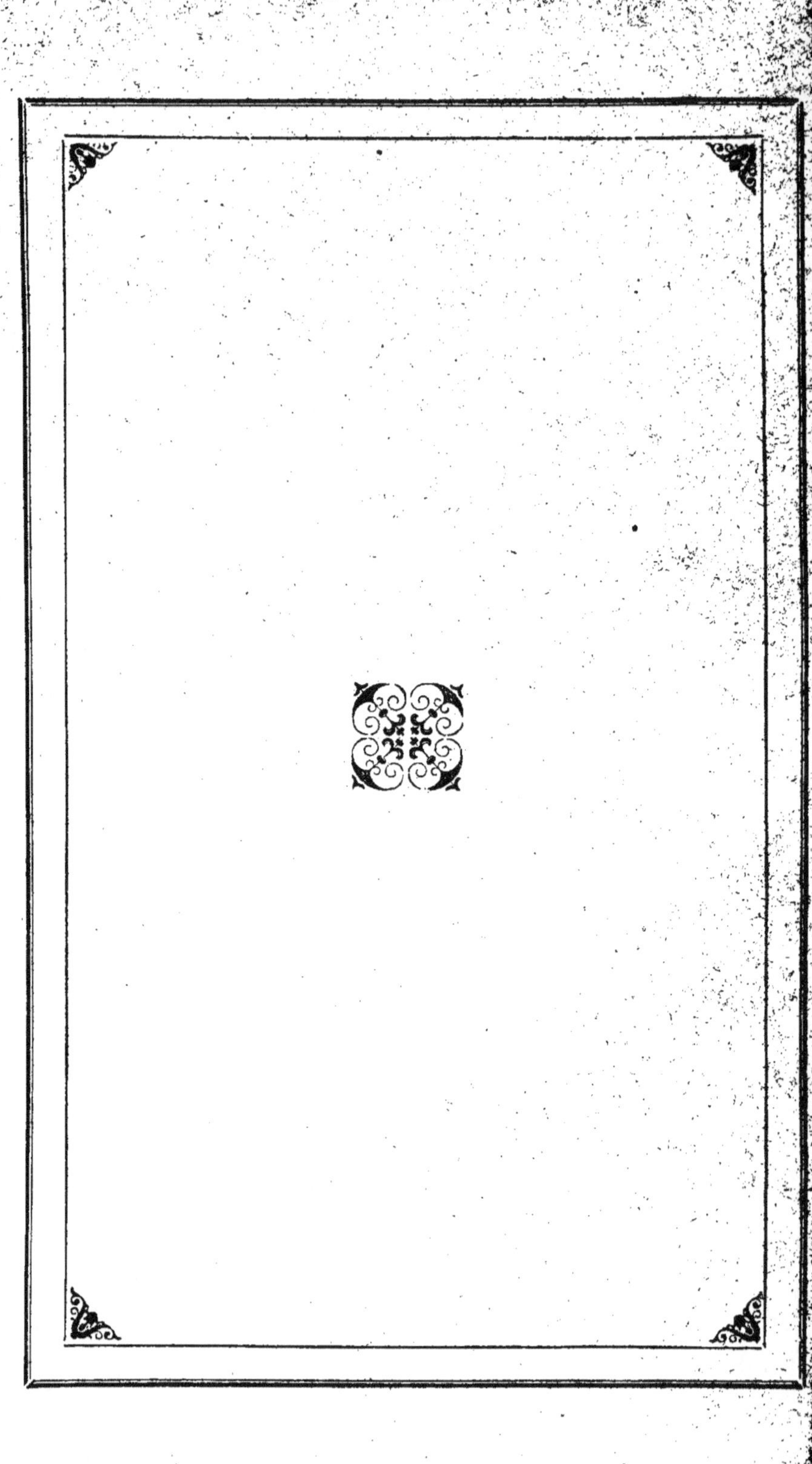